TRANSFORMATION

EN

ÉPITHÉLIOMA A MARCHE RAPIDE

DE TRAJETS FISTULEUX

CONSÉCUTIFS A

UN RÉTRÉCISSEMENT DE L'URÈTHRE

PAR

Le Docteur F.-P. GUIARD

Ancien interne en médecine et en chirurgie,
Lauréat des hôpitaux (Prix Civiale),
Membre de la Société clinique.

PARIS

A. PARENT, IMPRIMEUR DE LA FACULTÉ DE MÉDECINE

A. DAVY, successeur

52, RUE MADAME ET RUE MONSIEUR-LE-PRINCE, 14

—

1883

TRANSFORMATION

EN

ÉPITHÉLIOMA A MARCHE RAPIDE

DE TRAJETS FISTULEUX

CONSÉCUTIFS A

UN RÉTRÉCISSEMENT DE L'URÈTHRE

PAR

Le Docteur F.-P. GUIARD

Ancien interne en médecine et en chirurgie,
Lauréat des hôpitaux (Prix Civiale),
Membre de la Société clinique.

PARIS

A. PARENT, IMPRIMEUR DE LA FACULTÉ DE MÉDECINE

A. DAVY, successeur

52, RUE MADAME ET RUE MONSIEUR-LE-PRINCE, 14

1883

TRANSFORMATION EN ÉPITHÉLIOMA

A MARCHE RAPIDE

DE TRAJETS FISTULEUX

CONSÉCUTIFS A UN

RÉTRÉCISSEMENT DE L'URÈTHRE

L'épithélioma du périnée est une affection d'une extrême rareté. Nous n'en avons pas rencontré un seul exemple dans les bulletins de la Société anatomique. Aussi M. le professeur Guyon nous a-t-il engagé à faire connaître une observation très remarquable que nous avons recueillie dans son service, à l'hôpital Necker, alors que nous avions l'honneur d'être son interne. Il a bien voulu en outre nous communiquer l'histoire d'un autre malade qu'il avait observé quelques années auparavant et qui se trouvait dans des conditions absolument analogues. Ces deux faits méritent d'être connus, non seulement à cause de leur rareté, mais encore en raison des particularités cliniques de leur évolution et des considérations pathogéniques auxquelles ils peuvent donner lieu.

I.

J. Rémy, 52 ans, capitaine en retraite, est entré le 18 juillet 1882 salle Saint-Vincent, n° 14.

Cet homme a contracté, à l'âge de 30 ans, sa première *blennorrhagie*. Il n'a jamais pu s'en débarrasser complètement et a gardé pendant plusieurs années une *goutte militaire* qui disparaissait et reparaissait sous diverses influences.

A l'âge de 34 ans, il eut, après un coït, une légère hémorrhagie de l'urèthre qui ne fut suivie d'aucun des accidents de la rupture de ce canal.

Depuis longtemps le jet de l'urine a diminué, mais c'est surtout *depuis quinze mois* que les *difficultés* sont devenues très considérables. La miction exigeait de grands efforts et s'accompagnait de douleurs assez vives avant, pendant et après. Le jet était devenu de plus en plus petit.

Enfin, depuis six semaines, les difficultés ont encore augmenté notablement. La miction très lente, extrêmement pénible, est devenue beaucoup plus *fréquente*. Le malade urine une douzaine de fois le jour et 7 à 8 fois la nuit.

Il se présente à l'hôpital pour la première fois le 4 juillet. D'après les renseignements précédents, on pense aussitôt à l'existence d'un *rétrécissement blennorrhagique* ayant amené un certain degré de *cystite*. Et ce diagnostic est confirmé par l'exploration directe :

On constate tout d'abord que le malade est hypospade et que le méat vient s'ouvrir au-dessous de la rainure balano-préputiale, au niveau habituel du frein. Ce méat est très étroit et ne permet qu'à grand'peine l'introduction d'un explorateur n° 14. Cet instrument, parfaitement libre dans toute la portion pénienne, est arrêté au fond de la région périnéo-bulbaire. Tous les autres explorateurs sont arrêtés au même point et on ne réussit à franchir l'obstacle qu'avec une bougie n° 5. Les urines sont troubles et abandonnent un dépôt purulent.

Le 6 juillet, M. Guyon débride le méat avec l'uréthrotome à bascule.

Du 6 au 13 juillet, on essaie de pratiquer la dilatation et on arrive successivement jusqu'au n° 11 des bougies en gomme.

Le 13. On peut introduire les n°s 24, 27 Béniqué, les derniers numéros avec assez de difficulté.

Rentré chez lui, le malade est pris d'un violent accès de fièvre.

Le 15. Il revient à la consultation ; mais les Béniqué ne peuvent plus passer.

Le 18. Il se décide à entrer à l'hôpital.

L'*uréthrotomie interne* est pratiquée le 29, sans présenter ni pendant les manœuvres, ni à leur suite, aucune particularité digne d'être notée.

Le 31. On retire la sonde à demeure et on remarque un peu d'œdème des bourses.

1er août. Cet œdème a diminué, mais le soir le malade a un frisson suivi de fièvre. T. 39°5.

Le 2. La fièvre est tombée, la miction est facile, un peu douloureuse vers la fin.

Le 3. On remarque au *périnée* l'apparition d'une *petite tumeur inflammatoire* qui va en augmentant les jours suivants. En même temps la fièvre reparaît sans nouveau frisson et oscille autour de 39° avec quelques rémissions matinales.

Le 9 août. La tumeur est grosse comme un œuf et très douloureuse. M. Monod, suppléant M. le professeur Guyon, en pratique l'*ouverture au bistouri*, laisse un drain dans la plaie et termine par un pansement de Lister. La fièvre se maintient toujours au même degré.

9 septembre. La plaie offre un bon aspect et est en voie de cicatrisation, mais la miction se fait avec une certaine difficulté. On juge opportun de reprendre la *dilatation* qui est assez facilement conduite jusqu'au n° 19 (le 28), mais ces manœuvres provoquent la formation de *nouveaux abcès* qui ne tardent pas à s'ouvrir et à se convertir en trajets fistuleux.

Aussi, le 5 octobre, M. Monod pratique un *nouveau débridement*. La plaie est pansée, comme toujours, suivant la méthode antiseptique.

C'est dans cet état que M. le professeur Guyon retrouve le malade en revenant de vacances (le 10), mais jusqu'à la fin du mois, la plaie, au lieu de se cicatriser franchement, se convertit en un trajet fistuleux fort large qui présente sur son parcours plusieurs clapiers anfractueux. On remarque en outre sur le gland à droite du méat une petite saillie dure et régulièrement arrondie qui offre quelque ressemblance avec un petit abcès tubériforme. Le diagnostic précis n'est pas porté. Ce petit bouton semble bizarre à M. Guyon qui ne s'explique pas à son sujet.

Vers la fin du mois, ayant constaté par l'exploration que le canal est difficilement dilatable et ne pouvant pratiquer l'uréthrotomie externe à travers les tissus périnéaux extraordinairement épaissis, M. le professeur Guyon s'était demandé si le *grattage des trajets fistuleux après libération externe* du canal n'aurait pas le double avantage de rendre l'urèthre perméable à des instruments plus volumineux, en même temps que de placer les fistules dans les meilleures conditions de guérison. Déjà, sur un malade comparable, notre maître avait eu recours au même procédé et avait obtenu un succès des plus remarquables.

En conséquence, le 28 octobre, le malade étant chloroformé, on procède à cette opération :

On commence par introduire, non sans difficulté, un Béniqué n° 24, guidé par une bougie conductrice. Un aide maintient en place cet instrument qui doit servir de point de repère et relève en même temps le scrotum.

M. Guyon pratique une incision médiane qui commence en plein sur le scrotum au niveau le plus antérieur de la tuméfaction inflammatoire et s'avance jusqu'au voisinage de l'anus. Elle rencontre un petit foyer qui envoie deux prolongements, l'un à droite et en avant, du côté de la branche descendante du pubis, l'autre à gauche et en arrière du côté de la fosse ischio-rectale. Pour les ouvrir assez largement, M. Guyon craignant de rencontrer des vaisseaux en opérant en dehors de la ligne médiane, se sert très peu du bistouri et surtout des doigts à l'aide desquels il s'efforce de rompre les brides. Puis il a recours à une curette et gratte la surface anfractueuse des cavités multiples que nous avons signalées. Il termine en lavant avec la solution phéniquée forte et en enfonçant, dans les parties les plus profondes, de petites boulettes imbibées de chlorure de zinc au 1/10e. Ces boulettes sont recouvertes de gâteaux de charpie et le tout, enveloppé d'ouate phéniquée, est maintenu par un bandage en **T**.

Aussitôt après l'opération, on peut passer avec la plus grande facilité les cathéters Béniqué jusqu'au n° 38. Il n'est donc pas douteux que les débridements périphériques de l'urèthre, en l'absence de toute incision de ce canal, ne puissent permettre une dilatabilité beaucoup plus grande et plus facile, puisqu'on ne pouvait passer qu'un n° 24 immédiatement avant l'opération.

Une sonde en gomme n° 17 est laissée à demeure dans le canal.

Dans le cours de l'opération M. Guyon, voulant connaître la structure histologique des tissus lardacés périnéaux, en avait enlevé une tranche qui fut confiée à M. le Dr Quénu. Contrairement à toutes les prévisions que l'étude clinique avait établies jusqu'alors, celui-ci conclut de son examen très minutieux à un épithélioma pavimenteux lobulé à tendances envahissantes.

Voici les détails de la description histologique qu'il nous a transmise

Examen histologique.

La tumeur qui nous a été remise de la part de M. le professeur Guyon a été traitée par l'alcool, la gomme et l'alcool. Les coupes ont été colorées les unes par le picro-carmin, les autres par l'hématoxyline et montées dans la glycérine.

Série I. Obj. 2. — Ce faible grossissement permet de constater que la tumeur est composée d'un stroma conjonctif au milieu duquel sont plongés des lobules épithéliaux ; ceux-ci se présentent sur la coupe, tantôt sous forme de cercles, tantôt sous forme de boyaux plus ou moins allongés et anastomosés. Toutefois ces trainées épithéliales ne constituent pas des alvéoles communiquant les unes avec les autres, comme dans le carcinôme, mais des groupes, des espèces d'ilots au niveau desquels la substance conjonctive est très réduite.

Obj. 6. — Nous examinons successivement les lobules épithéliaux, puis le stroma.

Lobules épithéliaux. — Ces lobules se composent de cellules épithéliales pavimenteuses munies d'un noyau volumineux. Quélques noyaux sont vésiculeux. Çà et là quelques cellules semblent s'être fusionnées en une plaque à 3 ou 4 noyaux. Un grand nombre de lobules ont toutes leurs cellules égales, sans évolution épidermique et leur ensemble fait penser à l'épithélioma tubulé. Mais dans bien des points on découvre de véritables globes épidermiques avec l'évolution spéciale des cellules et l'enroulement concentrique des épithéliums : ces globes forment des taches jaunes visibles même à un faible grossissement. Souvent il y a mélange de cellules vésiculeuses et de cellules cornées.

Stroma. — Dans quelques points des bandes de tissu fibreux traversent la préparation. On reconnait à un fort grossissement que ces bandes fibreuses sont parfois riches en corps fibro-plastiques et en cellules rondes ; en outre il y a entre les rangées de cellules fusiformes comme des traînées de petites cellules épithélioïdes placées sur un ou sur deux rangs et semblant indiquer une infiltration du stroma par l'élément épithélial. Dans les îlots le stroma est réduit à un tissu pâle, fibrillaire, parsemé de quelques noyaux. Tout ce tissu est fort pauvre en vaisseaux : dans quelques points, il s'est fait de petits foyers hémorrhagiques.

Série II. *Préparations faites sur autre point de la tumeur.* — D'un côté la tumeur paraît limitée par une sorte de capsule fibreuse qui du reste commence à être dissociée par les cellules épithéliales. L'ensemble de cette coupe est peu riche en lobules épithéliaux et tout nous indique qu'elle a porté sur les confins du néoplasme. Le tissu fibreux est très abondant, des faisceaux ondulés traversent la préparation en différents sens et s'entremêlent de très nombreuses fibres élastiques ; çà et là quelques îlots de fibres embryonnaires. Au milieu de ce tissu nous observons la coupe d'un petit tronc nerveux atteint de sclérose et la section de veines et d'artères également altérées par une inflammation chronique ou subaiguë. En outre, il y a sur un coin une série de bandes orangées d'égale largeur, parallèles, striées en long, quelques-unes striées en travers : ce sont des fibres musculaires striées. Sur la plupart la striation en travers a disparu, les noyaux du sarcolemme ont grossi et se sont multipliés. Entre les faisceaux primitifs, il y a de nombreuses cellules rondes, des corps fibro-plastiques et de petites cellules épithélioïdes.

En résumé, ce qui domine dans cette deuxième série de préparations, c'est l'existence d'un processus irritatif atteignant le tissu conjonctif, le tissu musculaire, les vaisseaux et les nerfs et semblant indiquer la zone d'envahissement du néoplasme.

Les détails de cet examen démontrent clairement qu'il s'agit d'un *épithélioma pavimenteux lobulé à tendances envahissantes*. Son développement n'a pu se faire qu'aux dépens de la peau ou d'une muqueuse dermo-papillaire (Dr Quénu, 1er novembre.)

Ce diagnostic histologique, nous devons le dire, causa une assez vive surprise, car il semblait alors en complète opposition avec le diagnostic clinique. Néanmoins, M. le professeur Guyon, qui avait observé déjà un cas de fistules périnéales transformées en épithélioma, ne se refusa point à admettre la réalité d'une dégénérescence cancéreuse. Et, en effet, la marche clinique de l'affection devait bientôt revêtir des caractères significatifs et lever tous les doutes.

Les suites de l'opération furent d'abord assez simples. L'urine passait en grande partie par la plaie qui suppurait abondamment, mais n'offrait pourtant pas un mauvais aspect. Quant à l'état général il ne présentait rien d'inquiétant, bien que le malade accusât des douleurs très vives dans le canal et dans le périnée. La température ne s'élevait pas au dessus de 38°.

Pendant une quinzaine de jours l'aspect de la plaie continua d'être fort satisfaisant ; des bourgeons charnus de bonne nature firent leur apparition.

Cependant, le 13 novembre, une sonde en gomme n° 22 ayant pénétré sans aucune difficulté fut laissée à demeure et provoqua une nouvelle poussée *inflammatoire péri-uréthrale* accompagnée de douleurs d'une intensité exceptionnelle. Aussi, dès le lendemain, une autre sonde à demeure moins volumineuse fut substituée à la première. Cependant un abcès ne tardait pas à se former à la racine de la verge et, le 18 novembre, on dut l'ouvrir au bistouri.

A partir de cette époque, l'engorgement inflammatoire développé autour de cet abcès, au lieu de diminuer et de disparaître, a laissé des tissus indurés dont la consistance est allée sans cesse en augmentant et qui ont envahi peu à peu toutes les parties voisines. Des nodosités ligneuses se sont avancées insensiblement sous le fourreau de la verge en se dirigeant vers le gland et n'ont pas tardé à entourer toute la circonférence de la racine du pénis. En même temps la plaie périnéale subissait des modifications correspondantes de telle sorte que bientôt le périnée, le scrotum et la racine de la verge en vinrent à ne plus former qu'une vaste plaque indurée sur laquelle se détachaieut plus ou moins nettement de nombreuses nodosités de petit volume. De son coté, le petit bouton du gland s'était ulcéré et présentait une surface sanieuse et grisâtre. Il avait acquis d'ailleurs une étendue beaucoup plus considérable. Les bords de l'ulcération étaient très saillants et assez régulièrement arrondis, le centre déprimé ; le tout offrait une consistance des plus dures.

Une trainée de lymphite vers l'aine gauche a donné lieu également à un épaississement de même nature siégeant dans un ganglion et envahissant toute l'épaisseur de la peau correspondante. Il existe une autre plaque semblable au niveau de l'un des ganglions inguinaux internes.

Toute la région envahie par le néoplasme est le siège d'une douleur continue des plus vives avec irradiations vers les cuisses. Le malade accuse surtout dans le périnée une sensation de cuisson, de feu que rien ne peut calmer.

Les garde-robes deviennent difficiles. Cependant le toucher rectal ne révèle qu'une augmentation de volume de la prostate avec induration et consistance ligneuse du lobe gauche, mais sans rétrécissement du rectum.

Bientôt l'appétit diminue, l'amaigrissement fait des progrès rapides, une diarrhée abondante se déclare et le malade finit par succomber dans un état cachectique très accusé le 6 février 1883.

Nous devons à l'obligeance de notre excellent ami et collègue M. Malécot, notre successeur dans le service, la note suivante sur l'autopsie qui fut pratiquée 34 heures après la mort.

Autopsie.

Périnée et organes génito-urinaires. — A la partie inférieure du pénis existent plusieurs ulcérations à bords déchiquetés, à fond sanieux et par lesquelles l'urine s'écoulait pendant la vie. Dans l'épaisseur du corps caverneux on trouve plusieurs noyaux carcinomateux non ulcérés indépendants de la peau de la verge et du canal de l'urèthre.

Le gland présente à son extrémité une ulcération de la largeur d'une pièce de 1 franc recouverte d'une croûte sèche et brunâtre.

Au niveau du périnée, à 3 centimètres en avant de l'anus, existe une grande anfractuosité remplie de matière sanieuse et communiquant avec l'urèthre. La peau des parties voisines est saine, mais les tissus profonds ainsi que les deux branches ischio-pubiennes ont été envahis par le néoplasme. Il en est de même des ganglions inguinaux; plusieurs sont volumineux, de coloration blanchâtre, de consistance lardacée; d'autres sont déjà ramollis et donnent issue par la pression à une matière analogue à celle que contenaient les fistules périnéales. A l'incision de l'urèthre, on s'aperçoit que la partie postérieure de la région spongieuse, toute la portion membraneuse et la portion prostatique jusqu'au verumontanum sont complètement détruites; il n'y a plus qu'une grande cavité irrégulière communiquant inférieurement avec les fistules périnéales déjà décrites et formée aux dépens des tissus du périnée et des corps caverneux profondément altérés.

La *vessie* est petite et contient une urine purulente très alcaline: on y trouve en outre un très grand nombre de dépôts phosphatiques, les uns libres, la plupart très adhérents à la muqueuse.

Les *uretères* et les *reins* ne présentent pas d'altération notable.

Il y a un envahissement manifeste des *vésicules séminales* par le tissu cancéreux, mais le rectum est resté sain.

Foie. Le foie un peu volumineux ne présente non plus aucun noyau cancéreux.

Plèvre et poumons. En revanche les plèvres et les poumons sont manifestement envahis. La plèvre pariétale est tapissée, surtout à gauche, de noyaux durs du volume d'un pois, plus nombreux au nivea de la portion diaphragmatique et du cul-de-sac inférieur ; dans ce dernier point la plèvre atteint près d'un centimètre d'épaisseur. Les poumons fixés par de solides adhérences présentent à leur surface des noyaux du volume d'une grosse noisette, plus nombreux aux sommets et aux bases. Le tissu pulmonaire est le siège d'une congestion intense. Quelques ganglions péribronchiques sont également cancéreux.

Cœur. Le cœur est petit, graisseux. Les valvules sont saines.

La *crosse de l'aorte* est le siège d'une dégénérescence athéromateuse très prononcée.

Réflexions. — Outre le fait de la dégénérescence épithéliomateuse du périnée sur lequel nous aurons à revenir plus loin avec détails, cette observation offre un remarquable exemple de l'utilité que peut avoir dans le traitement de certains rétrécissements, le débridement du canal par libération externe, méthode qui appartient entièrement à M. le professeur Guyon. Lorsque le périnée est criblé de fistules et que les tissus qui le constituent sont indurés à de grandes distances, on conçoit qu'ils puissent exercer sur le canal une compression directe souvent très énergique. L'uréthrotomie interne dans ces cas serait absolument insuffisante et les difficultés de la miction ne tarderaient pas à reparaître. Bien plus, le passage même des Béniqué offrirait bientôt, comme dans notre observation, les plus grandes difficultés. Quant à l'uréthrotomie externe, ce serait une opération des plus irrationnelles, si on voulait la pratiquer dans toute l'étendue de l'induration périphérique de l'urèthre.

Au contraire une incision périnéale, allant jusqu'au canal, sans l'entamer, et mesurant toute l'étendue de l'épaississement inflammatoire des tissus, présente tous les avantages de l'uréthrotomie externe, sans en avoir les inconvénients. Elle constitue le meilleur traitement à diriger contre les fistules, mais surtout elle permet au canal de recouvrer ses propriétés élastiques en vertu desquelles la dilatation, impossible avant cette libération externe, devient facile aussitôt après. Ce qui s'est passé sur ce malade en est la preuve manifeste, puisque, séance tenante, l'opération a permis de gagner 14 numéros de la filière Béniqué.

II.

M. le professeur Guyon a eu il y a quatre ans environ l'occasion de suivre avec MM. les Drs Labarraque père et fils, un malade absolument comparable à celui dont nous venons de rapporter l'histoire.

Cet homme, âgé d'environ 60 ans, avait dû s'occuper de son urèthre depuis de longues années déjà, depuis sa jeunesse pour ainsi dire, tant pour le traitement de blennorrhagies multiples que pour les difficultés croissantes de la miction. Il y avait plus de dix ans qu'il présentait des signes évidents de rétrécissement et depuis plusieurs années des fistules multiples s'étaient formées ; le périnée et le scrotum en étaient criblés en quelque sorte ; quelques-unes s'ouvraient même à de grandes distances : on en trouvait jusque dans la région inguinale.

Le malade résolut enfin de s'adresser à M. Guyon. Celui-ci, après une exploration méthodique du canal, s'assura qu'il existait un rétrécissement des plus étroits, mais qui n'offrait rien de spécial au moins quant à son siège : il occupait la partie la plus profonde de la région périnéo-bulbaire. Pendant plusieurs mois le malade fut soumis à des tentatives de dilatation. Mais il survint à plusieurs reprises divers accidents, en particulier des accès urineux qui obligèrent à suspendre le traitement.

Le temps passait ainsi et M. Guyon, en présence de ces difficultés très sérieuses, avait reconnu la nécessité de pratiquer l'uréthrotomie. Elle était acceptée en principe ; mais le malade n'avait pas encore pris de décision lorsque des modifications importantes survinrent du côté des trajets fistuleux. Depuis fort longtemps ils avaient déterminé un épaississement, une infiltration inflammatoire considérables du périnée et du scrotum. Ces tissus se transformèrent peu à peu et offrirent des caractères particuliers tels qu'une induration toute spéciale et la formation de nodosités ligneuses plus ou moins saillantes qui firent penser à une dégénérescence épithéliomateuse. En quelques semaines ce diagnostic n'offrit plus aucun doute. Il survint même par les trajets fistuleux des hémorrhagies assez fréquentes et assez abondantes pour causer les plus vives inquiétudes. Si elles n'amenèrent pas la mort immédiatement, elles plongèrent le malade dans un état de faiblesse excessive qui contribua certainement à hater sa fin.

L'envahissement se fit de proche en proche avec une rapidité des plus remarquables et la mort arriva dans un état de cachexie profonde quelques mois à peine après l'apparition des premiers signes de l'affection néoplasique.

En somme, ces deux observations nous montrent des malades atteints depuis un temps plus ou moins éloigné de tous les signes habituels d'un rétrécissement uréthral compliqué de fistules et chez lesquels les tissus inflammatoires développés autour de ces lésions initiales ont subi la dégénérescence épithéliomateuse. Ces deux cas sont remarquables l'un et l'autre par la *rapidité d'évolution* de la maladie à partir du moment où le diagnostic a pu être établi.

Outre la curiosité qui se rattache toujours à la connaissance des faits pathologiques inaccoutumés, nous avons pensé que la première de nos observations, en mettant en lumière l'*importance de l'examen histologique* pour le diagnostic précoce de certaines néoplasies, ne manquait pas d'intérêt. Il nous a semblé de plus que ces deux cas soulevaient des *questions de pathogénie* dont il n'est pas indifférent de chercher la solution.

Il s'agit tout d'abord de savoir si ces malades étaient atteints au début d'un rétrécissement vulgaire auquel aurait succédé plus tard une dégénérescence cancéreuse, ces deux affections ayant ou non des connexions étiologiques, ou bien si le rétrécissement initial, au lieu d'être la conséquence des modifications lentes que subissent les tissus de nouvelle formation nés de l'inflammation blennorrhagique, n'était pas la première manifestation de l'épithélioma. En d'autres termes, *y aurait-il, à côté des rétrécissements blennorrhagique et traumatique, un rétrécissement cancéreux du canal de l'urèthre ?*

Lorsque M. Malécot a présenté à la Société anatomique les pièces du premier de nos malades, plusieurs des membres présents ont douté de l'existence antérieure d'un rétrécissement classique et inclinaient manifestement vers l'hypothèse d'un rétrécissement néoplasique. Quelque intéressante que pourrait être la découverte de cette nouvelle espèce de rétrécissement dont s'enrichirait la pathologie, c'est là une opinion que nous ne pouvons admettre. Ayant recueilli avec le plus grand soin l'histoire de ce malade, avant et après son entrée à l'hôpital, nous ne croyons pas que les symptômes éprouvés depuis plusieurs années, de même que les signes constatés par l'examen direct, puissent venir à l'appui de cette manière de voir.

A son entrée à l'hôpital, en juillet 1882, notre malade offrait déjà depuis plus de 15 mois des difficultés de la miction et ces difficultés avaient subi l'évolution ordinaire; elles avaient augmenté peu à peu, assez lentement, comme cela a lieu pour le rétrécissement blennorrhagique auquel cet homme avait d'ailleurs des droits incontestables puisqu'il avait eu la blennorrhagie et qu'il avait conservé ensuite pendant des années une goutte militaire. Un rétrécissement cancéreux aurait sans doute affecté des allures différentes et beaucoup plus rapides.

L'exploration du canal permettait de constater l'existence d'un obstacle au niveau habituel des rétrécissements blennorrhagiques, c'est-à-dire au fond de la région périnéo-bulbaire, dans ce point du canal qui représente le dernier refuge de l'uréthrite chronique et où se produisent, en vertu des propriétés rétractiles des tissus inflammatoires, les rétrécissements blennorrhagiques. Un rétrécissement cancéreux aurait-il affecté exclusivement le même siège ? Évidemment non. Autant s'explique avec facilité la localisation des rétrécissements blennorrhagiques pour quiconque a la notion du processus habituel de l'uréthrite, que M. le professeur Guyon a si bien fait connaître, autant serait incompréhensible une localisation analogue pour un rétrécissement cancéreux.

Dira-t-on que les accidents provoqués par les premières tentatives de dilatation et par l'uréthrotomie, accidents tels que les accès urineux ou les abcès périnéaux, révélaient la nature néoplasique du rétrécissement ? Mais ne sommes-nous pas habitués à des accidents de cette nature dans le cours du traitement de beaucoup de rétrécissements difficiles ?

Jusqu'à l'opération du 28 octobre, tout s'est passé chez ce malade absolument comme sur un grand nombre des rétrécis qu'on observe à l'hôpital Necker, et il n'était survenu aucune particularité qui fût de nature à donner l'idée d'une exception à la règle.

L'opinion émise à la Société anatomique ne pouvait donc reposer sérieusement que sur les pièces du malade. Or, ces pièces offraient des lésions tellement avancées qu'il était absolument impossible d'y retrouver des indices positifs d'une filiation pathogénique quelconque. L'urèthre était envahi à de grandes distances, et la région périnéo-bulbaire était le siège d'une large perte de substance. Il va sans dire qu'il était impossible, dans ces tissus dégénérés, de retrouver le tissu fibreux du rétrécissement. Mais cela autorise-t-il à nier son existence antérieure ?

Le malade que M. le professeur Guyon avait suivi avec les D\ʳˢ Labarraque était plus net encore. Les signes du rétrécissement dataient de plus de dix ans, et les fistules elles-mêmes remontaient à plusieurs années. Enfin, par l'exploration méthodique du canal, on constatait l'existence du rétrécissement avec son siège et ses caractères habituels.

Ainsi donc un premier point nous paraît complètement acquis. Les deux malades dont nous rapportons l'histoire n'avaient pas un rétrécissement cancéreux, mais bien un rétrécissement blennorrhagique vulgaire avec la marche et la plupart des signes classiques.

Cela étant, le néoplasme qui est venu compliquer la situation était-il une simple coïncidence, et ne faut-il voir dans la localisation périnéale de l'épithélioma qu'une de ces bizarreries inexplicables comme on en rencontre assez souvent en pathologie ; ou bien *y a-t-il une relation de cause à effet* entre le rétrécissement et les fistules d'une part et la dégénérescence cancéreuse d'autre part, et alors dans quelles limites s'est exercée cette influence ?

Sans doute une simple coïncidence serait possible, sans aucune relation étiologique entre les deux affections. Mais cela nous paraît peu probable, l'épithélioma du périnée n'ayant jamais été observé, à notre connaissance, que sur des individus porteurs de rétrécissement et de fistules.

Nous sommes au contraire plus disposé à croire que l'irritation causée par ces causes permanentes a été capable de jouer un rôle étiologique fort important. L'influence des causes locales sur le développement des néoplasmes est d'ailleurs admise aujourd'hui par la plupart des auteurs. On sait, par exemple, que le testicule arrêté dans le canal inguinal où il est exposé à des contusions et à des froissements semble assez prédisposé à devenir cancéreux, que l'épithélioma, en particulier, est souvent consécutif à des irritations peu vives, mais fréquemment répétées, comme on le voit pour le cancroïde de la lèvre inférieure et de la langue chez les fumeurs.

Les deux observations suivantes, relatives à des épithéliomas développés sur un exutoire ancien et sur une cicatrice de fistule osseuse articulaire, ainsi que les remarques dont elles sont accompagnées, semblent donner un puissant appui à cette manière de voir.

Transformation épithéliale d'un exutoire ancien, par M. Dupuy, interne des hôpitaux (*Bull. Soc. anat.*, 1872, p. 541).

Nous devons à l'obligeance du Dr Cousin, qui a suivi cette malade, les renseignements suivants :

Mme X..., âgée de 65 ans, domiciliée à Chatou, porte, à la partie moyenne du bras gauche, une *ulcération végétante*, mamelonnée, déprimée au centre, où elle fournit une sécrétion séro-purulente peu abondante, offrant une saillie marginale plus épaisse que le pouce, laquelle circonscrit la dépression centrale et donne à l'ulcération la forme d'un rectangle à angles arrondis de 15 centim. de côté.

Antécédents. — Constitution chétive, tempérament lymphatico-nerveux, paraît manifestement herpétique.

Réglée depuis l'âge de 13 ans avec la plus grande régularité jusqu'à 45 ans ; elle eut à cette époque une bronchite persistante, qui motiva l'application d'un vésicatoire fonticulaire au bras gauche.

Depuis lors, bonne santé habituelle jusqu'à l'époque de l'invasion prussienne; à ce moment, fatigues intellectuelles, émotions violentes, et, d'autre part, poussée d'eczéma qui envahit les membres et une partie du tronc.

Quinze mois plus tard, le vésicatoire, fonctionnant mal, fut transformé en cautère : on le pansa tous les jours avec des pois. Bientôt la plaie se mit à végéter avec une grande activité, la suppuration diminua, et le résultat final de ce bourgeonnement fut la tumeur mentionnée plus haut.

M. Demarquay diagnostiqua une transformation épithéliale d'un exutoire ancien, *sans engorgement ganglionnaire.*

La malade opérée est aujourd'hui à peu près guérie.

Examen histologique. — (Résumé de la communication orale de M. Nepveu, qui a bien voulu se charger de l'examen de cette tumeur.)

Nous distinguons dans cette tumeur : 1º l'élément épithélial ; 2º le tissu conjonctif qui en forme la trame.

1º *Elément épithélial.*

Il comprend :

(*a*) *L'épiderme.* — Les altérations en sont insignifiantes. La ligne épidermique, plus large à la péripherie, diminue vers la partie centrale de la tumeur.

Les cônes inter-papillaires sont augmentés de longueur et légèrement étranglés à leur base.

(*b*) *Sphères épithéliales.* — Renfermant des cellules aplaties très transparentes.

2º *Tissu conjonctif.*

Très jaune dans les papilles, qui sont deux fois plus considérables qu'à l'état normal.

Les éléments élastiques ont disparu dans le derme ; il ne persiste qu'une trame de fibres conjonctives rares et un grand nombre de cellules embryonnaires, abondantes surtout autour des sphères épithéliales.

Il s'agit, en conséquence, d'un épithélioma lobulé. Cette tumeur a été examinée également, au laboratoire de M. Ranvier, par M. J. Renaut, interne des hôpitaux, qui a confirmé le diagnostic du Dr Nepveu.

Réflexions. — Les transformations épithéliales d'exutoires anciens ne sont pas très rares. M. Demarquay en a observé trois cas. M. Richet, dans une conférence clinique faite récemment au lit du malade, a dit à ses élèves en avoir également observé.

En somme, l'application d'un vésicatoire maintenu en permanence peut donner lieu aux trois affections suivantes :

Hypertrophies circonscrites du derme, papillomes kéloïdes ou tumeurs fibro-plastiques, épithélioma. Ces deux dernières variétés récidivent souvent sur place avec opiniâtreté, ainsi qu'on l'a signalé depuis longtemps.

Épithéliome développé sur une cicatrice de fistule osseuse articulaire; extension de la néoplasie à une partie de la jointure, par M. Cuffer, interne des hôpitaux (observation résumée). *Bull. Soc. anat.*, 1874, p. 565.

Il s'agit d'un homme de 52 ans, qui avait eu, à l'âge de 12 ans, une arthrite traumatique du genou gauche. Cette arthrite, après avoir déterminé de nombreuses fistules intarissables, s'était terminée par une ankylose complète.

Jusqu'à l'âge de 50 ans, cet état est resté stationnaire, les fistules donnant lieu à un écoulement continuel de pus, fait insolite avec une ankylose complète.

On ne trouve dans sa famille, ni dans son histoire personnelle, aucun antécédent de tuberculose ni de scrofule.

Depuis quinze mois, la région malade est devenue douloureuse, les fongosités des orifices fistuleux ont considérablement augmenté de volume, puis ces orifices se sont agrandis en donnant lieu à un large ulcère recouvert de bourgeons saignant facilement, d'aspect verruqueux, de couleur rougeâtre. Cette ulcération a marché rapidement, envahissant en même temps les parties superficielles et les parties profondes et donnant lieu à une suppuration abondante sanieuse et infecte. La santé s'est altérée, le malade a maigri de plus en plus.

M. Gosselin n'hésita pas à porter le diagnostic d'épithéliome. Les ganglions inguinaux, augmentés de volume, ne présentaient ni la dureté, ni les bosselures que l'on remarque souvent dans les cas de tumeurs malignes. La peau voisine de l'ulcération du genou était rouge, adhérente aux tissus sous-jacents.

En outre, il existait au-dessus du genou un gonflement considérable qui dépendait, ainsi que l'examen anatomique l'a démontré, non d'une hyperostose du fémur, mais de l'extension de l'épithéliome aux tissus voisins.

L'examen histologique a été pratiqué par M. Cornil, après l'amputation de la cuisse. On a trouvé dans les bourgeons les éléments caractéristiques de l'épithéliome pavimenteux lobulé. Ce sont des globes épidermiques en quantité considérable. La portion ramollie de l'extrémité supérieure du tibia et celle de la rotule présentent des cavités remplies de moelle embryonnaire au milieu desquelles on voit également des bourgeons épithéliaux.

A propos de ce fait, M. Ory a rapporté l'exemple d'une femme de 72 ans, soignée dans le service de M. Trélat pour un épithéliome développé sur la cicatrice d'un ancien cautère, et M. Charcot a fait remarquer que les faits de ce genre ne sont pas rares à la Salpêtrière.

On voit donc que la transformation in situ de tissus inflammatoires en tissus néoplasiques n'est pas un fait exceptionnel, et que nous en trouvons facilement des exemples dans la pathologie. On voit de plus, dans les observations de Dupuy et de Cuffer comme dans les nôtres, que la variété de cancer survenant dans ces conditions n'a jamais été le carcinome, mais toujours l'épithélioma pavimenteux lobulé. Toutefois, quelque large que soit la part d'influence que nous reconnaissions, dans les observations de nos deux malades, à l'irritation causée par le rétrécissement et les fistules, nous la croyons absolument incapable à elle seule de provoquer une transformation cancéreuse. Pour que celle-ci se produise, *il faut avant tout que le malade soit en puissance de la diathèse, et celle-ci ne peut jamais être créée de toutes pièces par des causes locales.* Les irritations continues nous paraissent capables seulement de faire éclater une diathèse latente et peut-être de la fixer. Nous n'avons, il est vrai, retrouvé dans les antécédents de nos malades aucun renseignement qui nous permette de croire que les ascendants ou les collatéraux aient présenté des exemples de cancer. Mais on sait assez que la diathèse peut se

manifester sans qu'on la retrouve dans les antécédents hérédi-
taires.

En l'absence de cette prédisposition individuelle, les irritations les plus diverses peuvent durer indéfiniment sans aboutir
à la dégénérescence cancéreuse. Elles peuvent même à la
rigueur déterminer la production de tissus inflammatoires si
considérables qu'ils donnent au premier abord l'idée d'un néoplasme. Mais ils n'en offrent ni les caractères cliniques, ni la
structure histologique. Nous en avons pour preuve ce qui se
passe en général pour les fistules scrotales et périnéales qui
sont loin d'être rares à l'hôpital Necker. Toute la région malade peut arriver à constituer une vaste induration creusée de
fistules, et cependant il ne survient pas de cancer.

Une très intéressante observation de M. Pozzi, relative à une
tumeur bénigne de la marge de l'anus consécutive à des fistules, nous paraît être un éclatant témoignage en faveur de
cette assertion :

Tumeur de la marge de l'anus consécutive à des fistules. — Opération. —
Guérison. — (*Bull. Soc. anat.*, 1869.)

M. Pozzi présente une tumeur inflammatoire chronique développée
autour d'une fistule anale à trajets multiples et simulant une tumeur
de mauvaise nature.

Cette tumeur, de la grosseur du poing, s'était développée depuis
quatre ans à la partie interne de la fesse gauche, chez un homme de
58 ans ; 3 centimètres la séparent de l'anus. La peau, livide et tendue,
fait corps avec la tumeur. A sa surface siègent quatre petits orifices
laissant suinter de la sanie roussâtre. Le stylet introduit par ces
orifices était promptement arrêté. Le toucher rectal ne permettait de
constater aucun rapport entre cette tumeur et la muqueuse, dont elle
était séparée par une certaine épaisseur de parties saines.

Depuis quelques mois la tumeur était devenue fort douloureuse.
La marche en était gênée, et le malade avait dû renoncer à son état de
charretier. Il était tombé dans un amaigrissement qui pouvait augmen-

ter les doutes sur la nature de l'affection. Un praticien de la ville avait diagnostiqué une tumeur de mauvaise nature.

Une injection ayant été pratiquée par un des orifices cutanés on vit descendre par l'anus le liquide coloré. On avait donc affaire à une fistule et la tumeur considérable qui l'entourait n'était que le produit d'une inflammation chronique. L'opération ne pouvait être bornée à une simple incision des trajets ; les tissus avoisinants étaient trop profondément modifiés pour que l'ablation n'en fût pas nécessaire ; elle fut donc pratiquée.

La tumeur est sillonnée de trajets sinueux aboutissant aux quatre orifices cutanés. Ces trajets se réunissent vers la limite profonde de la tumeur et à ce niveau un trajet unique et très large (un cent. et demi de circonférence) se porte vers le rectum peur s'ouvrir à 2 centimètres au-dessus de l'anus. Il existe de grandes différences entre la constitution de ce dernier trajet et celle des autres. Tandis que ceux-ci sont tapissés de fongosités, celui-là est recouvert d'une membrane muqueuse lisse, blanche, parfaitement organisée, tandis que les premiers sont comme creusés dans une masse lardacée qui constitue la tumeur. Ce dernier chemine à travers des parties saines et ses parois n'offrent aucune induration. On a vu comment cette circonstance augmentait la difficulté du diagnostic, en masquant les connexions de la tumeur avec le rectum.

L'examen microscopique a montré sur les trajets fongueux des bourgeons charnus, fortement organisés, très vasculaires, en continuité de tissu avec le tissu épaissi du derme qui offre une multiplication considérable des éléments cellulaires. Certaines cellules qui composent ces bourgeons charnus présentent la réaction des leucocytes. Plusieurs sont infiltrés de granulations graisseuses.

Le trajet muqueux qui rejoignait la tumeur au rectum est tapissé par une muqueuse parfaitement caractérisée, qui offre l'aspect de celle de la portion inférieure du rectum. On y trouve, en effet, un chorion papillaire à papilles courtes, irrégulières, revêtues d'une couche épaisse d'épithélium stratifié formé de deux couches : l'une de prolifération à cellules polygonales, l'autre cornée à cellules aplaties.

Le malade est parti en convalescence pour Vincennes, six semaines après l'opération. La vaste plaie était presque entièrement cicatrisée. Pas d'atrésie de l'anus, pas d'incontinence des matières. Cet heureux résultat est surtout dû, sans doute, à ce que l'orifice anal lui-même a pu n'être que fort peu intéressé par le bistouri, la tumeur en étant séparée par 3 centimètres de parties saines à travers lesquelles seulement cheminait un trajet.

Cette observation est intéressante à plus d'un titre:

1° Au point de vue clinique, car elle présente un cas de diagnostic difficile.

2° Au point de vue de l'anatomie pathologique. Elle offre un véritable type de tumeur inflammatoire chronique. Elle montre un cas où l'indnration périphérique des trajets fistuleux a été portée, pour ainsi dire, à son summum, puisqu'elle est arrivée à constituer une tumeur. C'est cette induration si ordinaire, quoique bornée à des proportions bien autrement restreintes, qui a depuis longtemps inspiré aux chirurgiens la pratique de détruire soit avec le bistouri, soit avec les caustiques, les tissus dégénérés, qui s'opposent à la cicatrisation, dans l'opération de la fistule à l'anus. M. Richet, en particulier, n'hésite pas à enlever en masse le trajet fistuleux et les parties voisines.

3° Enfin la parfaite organisation d'un trajet fistuleux dans une étendue de 3 cent. 1/2 offre également quelque intérêt.

Dans ce fait, on voit l'irritation déterminée par les fistules arriver à son maximum et déterminer une véritable tumeur inflammatoire capable d'en imposer pour une tumeur maligne. Mais l'individu n'étant pas diathésique, les tissus de nouvelle formation restent simplement inflammatoires et ne subissent pas de dégénérescence cancéreuse.

En résumé, nous pensons que l'épithélioma du périnée et de l'urèthre est une localisation rare de la diathèse cancéreuse.

Elle n'a guère été observée qu'à la suite de fistules consécutives à un rétrécissement.

Cet épithélioma affecte une marche des plus rapides à partir du moment où le diagnostic peut être établi. C'est par semaines seulement que se compte la survie des malades.

Son développement semble se rattacher à l'existence des fistules antérieures et à l'irritation continue qu'elles entretiennent, celle-ci ne créant pas la diathèse par elle-même, mais ayant pour résultat de la faire éclater et de la localiser.

La diathèse qui se déclare dans ces conditions ne se manifeste pas sous la forme du carcinome, mais sous celle de l'épithélioma pavimenteux lobulé à tendances rapidement envahissantes.

Paris. — A. Parent, imp. de la Fac. de médec., A. Davy, successeur, 52, rue Madame et rue M.-le-Prince, 14.

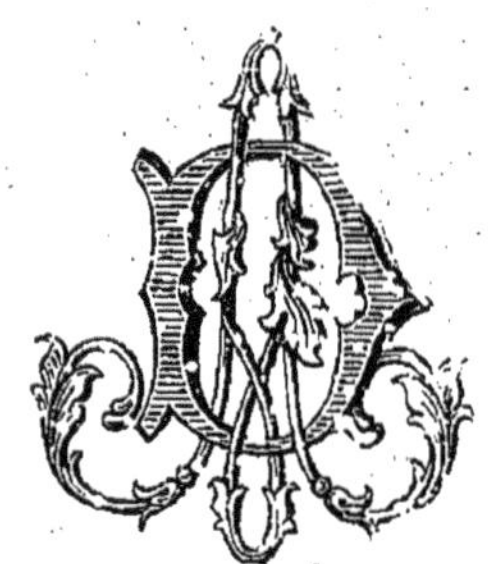